Dieta Si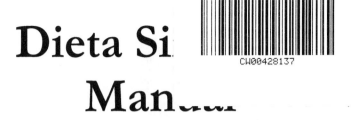
Man~~~~

Un sencillo manual de sabrosas recetas para adelgazar y activar tu gen flaco

Isabelina B. Mendoza

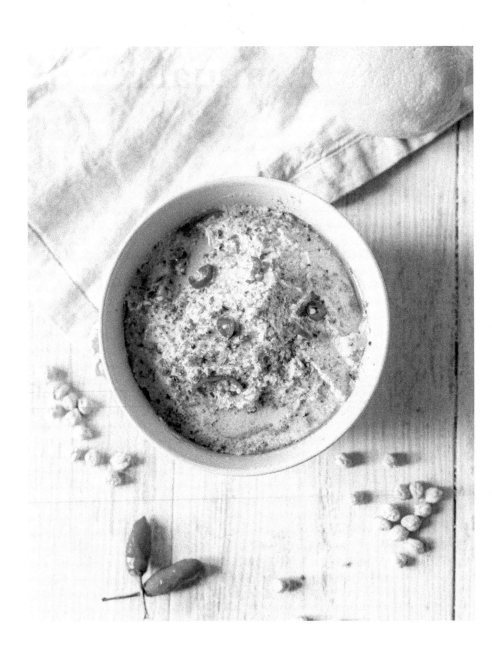

Contents

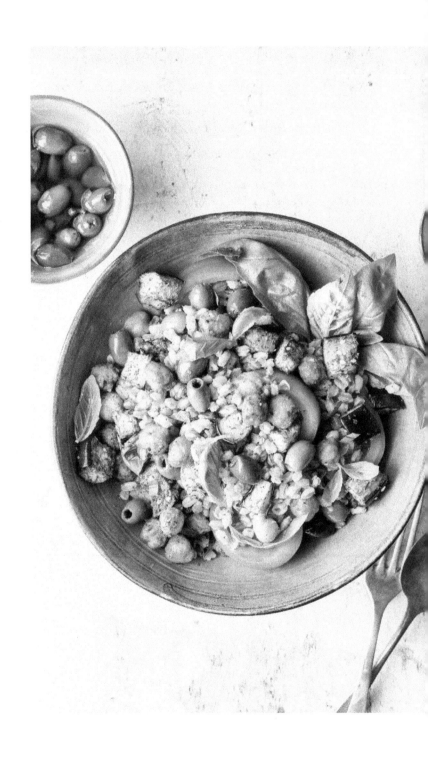

Introducción

La base de la dieta sirtuina se puede explicar en términos simples o complejos. Sin embargo, es esencial comprender cómo y por qué funciona para apreciar el valor de lo que está haciendo. También es necesario saber por qué estos alimentos ricos en sirtuina te ayudan a mantener la fidelidad a tu plan de dieta. De lo contrario, puede incluir algo en su comida con menos nutrición que frustraría el propósito de planificar una rica dieta en sirtuinas. Lo más importante es que esta no es una moda dietética y, como verás, hay mucha sabiduría en la forma en que los seres humanos han utilizado los alimentos naturales, incluso con fines medicinales, durante miles de años.

Para comprender cómo funciona la dieta Sirtfood y por qué estos alimentos en particular son necesarios, veremos su papel en el cuerpo humano.

La actividad sirtuina se investigó por primera vez en la levadura, donde una mutación provocó una extensión en la vida útil de la levadura. También se demostró que las sirtuinas retrasan el envejecimiento en ratones de laboratorio, moscas de la fruta y nematodos. Como la investigación de

Sirtuinas demostró transferirse a los mamíferos, se examinaron para determinar su uso en la dieta y la ralentización del proceso de envejecimiento. Las sirtuinas en los seres humanos son diferentes en la tipificación, pero esencialmente funcionan de la misma manera y por las mismas razones.

Hay siete "miembros" que componen la familia sirtuina. Se cree que las sirtuinas juegan un papel importante en la regulación de ciertas funciones de las células, incluida la proliferación (reproducción y crecimiento de células), apoptosis (muerte de células). Promueven la supervivencia y resisten el estrés para aumentar la longevidad.

También se observa que bloquean la neurodegeneración (pérdida de la función de las células nerviosas del cerebro). Llevan a cabo sus funciones de limpieza limpiando proteínas tóxicas y apoyando la capacidad del cerebro para cambiar y adaptarse a diferentes condiciones o recuperarse (es decir, plasticidad cerebral). Como parte de esto, también ayudan a reducir la inflamación crónica y a reducir algo llamado estrés oxidativo. El estrés oxidativo ocurre cuando hay demasiados radicales libres que dañan las células circulando en el cuerpo, y el cuerpo no puede ponerse al día combatiéndolos con antioxidantes. Estos factores están relacionados con las enfermedades relacionadas con la edad y el peso, lo que nuevamente nos lleva a cómo funcionan.

Verás etiquetas en Sirtuinas que comienzan con "SIR", que representan los genes del "Regulador de información del silencio". Ellos hacen precisamente eso, silenciar o regular, como parte de sus funciones. Las siete sirtuinas con las que trabajan los humanos son SIRT1, SIRT2, SIRT3, SIRT4, SIRT 5, SIRT6 y SIRT7. Cada uno de estos tipos es responsable de diferentes áreas de protección de las células. Funcionan estimulando o activando ciertas expresiones genéticas o reduciendo y desactivando otras expresiones genéticas. Básicamente significa que pueden influir en los genes para que hagan más o menos de algo, la mayoría de las cuales ya están programados para hacer.

A través de reacciones enzimáticas, cada uno de los tipos de SIRT afecta a diferentes células responsables de los procesos metabólicos que ayudan a mantener la vida. También está relacionado con qué órganos y funciones actuarán.

Por ejemplo, SIRT6 provoca la expresión de genes en humanos que afectan el músculo esquelético, el tejido graso, el cerebro y el corazón. SIRT 3 induciría una expresión de genes que afectan los riñones, el hígado, el cerebro y el corazón.

Si unimos estos conceptos, se puede ver que las proteínas Sirtuinas pueden cambiar la expresión de los genes, y en el caso de la Dieta Sirtfood, nos importa cómo las sirtuinas pueden desactivar esos genes que son responsables de acelerar el envejecimiento y el peso. administración.

El otro aspecto de esta conversación sobre las sirtuinas es la función y el poder de la restricción de calorías en el cuerpo humano. La restricción de calorías es simplemente comer menos calorías. Esto, junto con el ejercicio y la reducción del estrés, suele ser una combinación de pérdida de peso. La restricción de calorías también ha demostrado a través de muchas investigaciones en animales y humanos que aumenta la vida útil.

Podemos analizar más a fondo el papel de las sirtuinas con la restricción de calorías y el uso de la proteína SIRT3, que tiene un papel en el metabolismo y el envejecimiento. Entre todos los efectos de la proteína en la expresión génica (como evitar que las células mueran, reducir el crecimiento de tumores, etc.), queremos comprender el impacto de SIRT3 en el peso para este libro.

Como dijimos anteriormente, el SIRT3 tiene una alta expresión en esos tejidos metabólicamente activos y su capacidad para expresarse aumenta con la restricción calórica, el ayuno y el ejercicio. Por el contrario, se expresará menos cuando el cuerpo tenga una dieta rica en grasas y rica en calorías.

Los últimos aspectos destacados de las sirtuinas son su papel en la regulación de los telómeros y la reducción de la inflamación, lo que también ayuda a prevenir enfermedades y el envejecimiento.

Los telómeros son secuencias de proteínas en los extremos de los cromosomas. Cuando las células se dividen, se acortan. A medida que envejecemos, se acortan y otros factores estresantes del cuerpo también contribuirán a esto. Mantener estos telómeros más largos es la clave para un envejecimiento más lento. Además, una dieta adecuada, junto con el ejercicio y otras variables, pueden alargar los telómeros. SIRT6 es una de las Sirtuinas que, si se activa, puede ayudar con el daño del ADN, la inflamación y el estrés oxidativo. SIRT1 también ayuda con los ciclos de respuesta inflamatoria que están relacionados con muchas enfermedades relacionadas con la edad.

La restricción de calorías, como mencionamos anteriormente, puede extender la vida hasta cierto punto. Dado que esto y el ayuno son un factor estresante, estos factores estimularán las proteínas SIRT3 para que actúen y protejan al cuerpo de los factores estresantes y el exceso de radicales libres. Nuevamente, la longitud de los telómeros también se ve afectada.

En resumen, toda esta información también muestra que, contrariamente a las creencias de algunas personas, la genética, como "es lo que es" o "es mi destino porque el tío Joe tiene algo ..." a través de nuestras propias elecciones de estilo de vida. A partir de lo que estamos expuestos, podemos influir en la acción y los cambios en nuestros genes. Es un pensamiento muy enriquecedor, otra razón más por la que debería estar emocionado de tener una dieta basada en la ciencia, como la dieta Sirtfood, disponible para usted.

Habiendo expuesto todo esto ante usted, debería poder apreciar cómo y por qué estos compuestos milagrosos funcionan a su favor para mantenerlo joven, saludable y delgado. Si están trabajando duro para ti, ¿no sientes que tú también deberías hacer algo? Bueno, puede, y eso es lo que el resto de este libro hará por usted al proporcionarle todas las recetas de SIRT

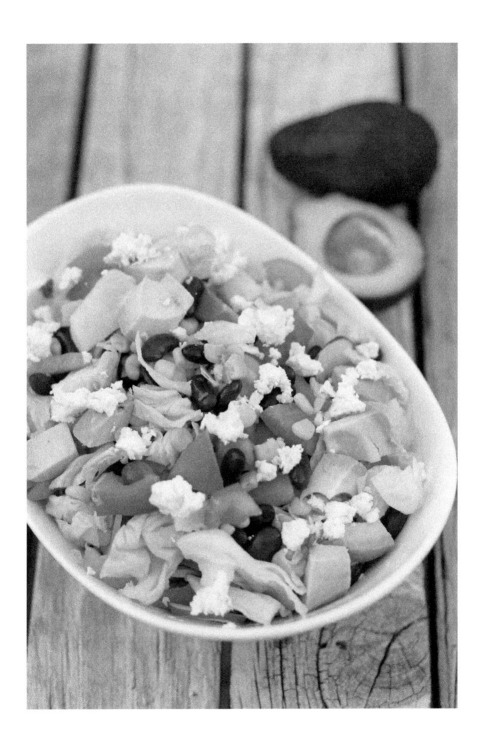

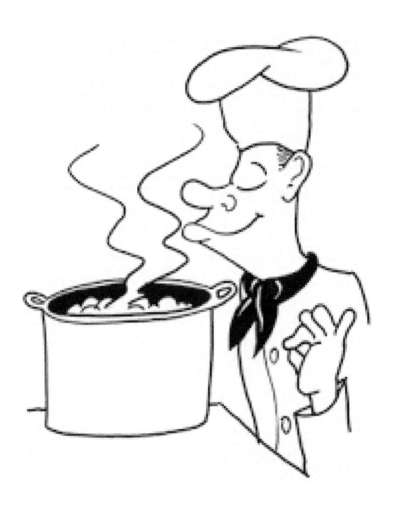

Empanadas de Frijoles Ahumados y Tempeh

Tiempo de Preparación: 20 minutos

Tiempo de Cocción: 30 minutos

Porciones: 4

Ingredientes:

- 1 taza de frijoles cannellini cocidos
- 225 g de tempeh
- ¼ taza de bulgur cocido
- 2 dientes de ajo, prensados
- ¼ de cucharadita de cebolla en polvo
- 1 cucharadita de humo líquido
- 4 cucharaditas de salsa Worcestershire
- 1 cucharadita de pimentón ahumado
- 2 cucharadas de salsa de tomate orgánica
- 2 cucharadas de sirope de arce
- 2 cucharadas de aceite de sabor neutro
- 3 cucharadas de tamari
- ¼ de taza de harina de garbanzo
- Aceite en aerosol antiadherente

Direcciones:

1. Triture los frijoles en un tazón grande. Desmenuza el tempeh en trozos pequeños encima. Agrega el bulgur y el ajo.
2. En un tazón mediano, bata los ingredientes restantes, excepto la harina y el aceite en aerosol. Incorpora la preparación de

tempeh desmenuzado. Agregue la harina y mezcle hasta que esté bien combinado. Deje enfriar durante 1 hora antes de darle forma a las hamburguesas.

3. Precaliente el horno a 350°F. Cubra una bandeja para hornear con papel pergamino. Saque 1/3 taza por hamburguesa, formando un círculo de aproximadamente 3 pulgadas y aplanándolo ligeramente en la bandeja.

4. Cubra ligeramente la parte superior de las hamburguesas con aceite en aerosol. Hornee durante 15 minutos, voltee con cuidado y cubra ligeramente la parte superior de las hamburguesas con aceite en aerosol y hornee por otros 15 minutos hasta que estén ligeramente doradas y firmes. Sirva.

Nutrición:

Calorías: 120

Carbohidratos: 9g

Grasa: 7g

Proteína: 7g

Pizza de Tomate y Queso de Cabra

Tiempo de Preparación: 5 minutos + 2 horas

Tiempo de Cocción: 50 minutos

Porciones: 2

Ingredientes:

- 225 g de harina de trigo sarraceno
- 2 cucharaditas de levadura seca
- Una pizca de sal
- 155 ml de un poco de agua
- 1 cucharadita de aceite de oliva
- 85 g de queso feta, desmenuzado
- 85 g de passata o pasta de tomate
- 1 tomate, en rodajas
- 1 cebolla morada mediana, finamente picada
- 30 g de hojas de rúcula, picadas

Direcciones:

1. Mezclar todo el fijador para la masa de pizza y dejar reposar al menos dos horas hasta que duplique su tamaño en un bol.
2. Estire la masa a un tamaño que le convenga. Vierta la pasta en la base y agregue el resto de los ingredientes. Hornee en el horno a 400°F dentro de 15-20 minutos o hasta que se doren por los bordes y estén crujientes y sirva.

Nutrición:

Calorías: 180

Carbohidratos: 21g

Grasa: 6g

Proteína: 10g

Judías Verdes con Garbanzos Crujientes

Tiempo de Preparación: 30 minutos

Tiempo de Cocción: 10 minutos

Porciones: 4

Ingredientes:

- 1 lata de garbanzos, enjuagados
- 1 cucharadita de cilantro entero
- 455 g de ejotes, cortados
- 2 cucharadas de aceite de oliva, divididas
- Sal kosher y pimienta negra recién molida
- 1 cucharadita de semillas de comino
- Limones a la parrilla para servir

Direcciones:

1. Caliente la parrilla a fuego medio. Reúna los garbanzos, el cilantro, el comino y 1 cucharada de aceite en una sartén mediana de hierro fundido.
2. Coloque la sartén en la parrilla y cocine los garbanzos, mezclando ocasionalmente, hasta que estén dorados y el cilantro comience a reventar, de 5 a 6 minutos. Condimentar con sal y pimienta.
3. Transfiera a un bol. Agregue las judías verdes y la cucharada restante de aceite de oliva a la sartén. Agrega sal y pimienta.

4. Cocine, dando vuelta una vez, hasta que se quemen y apenas estén tiernos, de 3 a 4 minutos. Mezcle las judías verdes con la mezcla de garbanzos y sirva con limones asados al lado.

Nutrición:

Calorías: 59

Carbohidratos: 11g

Grasa: 1g

Proteína: 2g

Papas al Horno con Guiso Picante de Garbanzos

Tiempo de Preparación: 10 minutos

Tiempo de Cocción: 60 minutos

Porciones: 4

Ingredientes:

- 4 papas para hornear, pinchadas
- 2 cucharadas de aceite de oliva
- 2 cebollas rojas, finamente picadas
- 4 cucharaditas de ajo, triturado o rallado
- Jengibre de 1 pulgada, rallado
- ½ cucharadita de hojuelas de chile
- 2 cucharadas de semillas de comino
- 2 cucharadas de cúrcuma
- Salpicadura de agua
- 2 latas de tomates picados
- 2 cucharadas de cacao en polvo sin azúcar
- 2 latas de garbanzos - no escurrir
- 2 pimientos amarillos picados

Direcciones:

1. Precaliente el horno a 400°F y comience a preparar todos los ingredientes. Cuando el horno esté listo, coloque las papas para hornear y cocine durante 50 minutos-1 hora hasta que estén listas.

2. Mientras se cocinan las papas, ponga el aceite de oliva y la cebolla roja en rodajas en una cacerola grande y ancha y cocine ligeramente, con la tapa, durante 5 minutos hasta que las cebollas estén tiernas pero no doradas.

3. Quite la tapa y agregue el jengibre, el ajo, el comino y cocine por un minuto más a fuego lento. Luego agregue la cúrcuma y un poquito de agua y cocine por unos minutos más.

4. Luego agregue los tomates, el cacao en polvo, los pimientos, los garbanzos con su agua y sal. Hierva y luego cocine a fuego lento dentro de 45-50 minutos hasta que espese.

5. Finalmente, agregue las 2 cucharadas de perejil, un poco de pimienta, sal si lo desea, y sirva el guiso con las papas.

Nutrición:

Calorías: 392

Carbohidratos: 80g

Grasa: 6g

Proteína: 12g

Broccoli y Pasta

Tiempo de Preparación: 20 minutos

Tiempo de Cocción: 10 minutos

Porciones: 2

Ingredientes:

- 145 g de espaguetis
- 145 g de brócoli
- 1 diente de ajo, finamente picado
- 3 cucharadas de aceite de oliva virgen extra
- 2 chalotes en rodajas
- ¼ de cucharadita de chiles triturados
- 12 hojas de salvia ralladas
- Parmesano rallado (opcional)

Direcciones:

1. Ponga el brócoli en agua hirviendo dentro de los 5 minutos, luego agregue los espaguetis y cocine hasta que la pasta y el brócoli estén cocidos (alrededor de 8 a 10 minutos).
2. Mientras tanto, caliente el aceite en una sartén y agregue las chalotas y el ajo. Cocine por 5 minutos hasta que se dore. Mezcle los chiles y la salvia en la sartén y cocine a fuego lento durante más de 1 minuto.
3. Escurra la pasta y el brócoli; mezclar con la mezcla de chalota en la sartén; agregue un poco de parmesano, si lo desea, y sirva.

Nutrición:

Calorías: 150

Carbohidratos: 17g

Grasa: 8g

Proteína: 6g

Alcachofas y Col Rizada con Nueces

Tiempo de Preparación: 10 minutos

Tiempo de Cocción: 30 minutos

Porciones: 2

Ingredientes:

- 1 taza de corazones de alcachofa
- 1 cucharada de perejil picado
- ½ taza de nueces
- 1 taza de col rizada, cortada
- 1 taza de queso cheddar, desmenuzado
- ½ cucharada de vinagre balsámico
- 1 cucharada de aceite de oliva
- Sal y pimienta negra, al gusto

Direcciones:

1. Precaliente el horno a 250-270 ° F y ase las nueces en el horno durante 10 minutos hasta que estén ligeramente doradas y crujientes, y luego reserve.
2. Agregue los corazones de alcachofa, la col rizada, el aceite, la sal y la pimienta a una olla y cocine durante 20-25 minutos hasta que esté listo. Agregue el queso y el vinagre balsámico y revuelva bien. Divide las verduras en dos platos y decora con nueces tostadas y perejil.

Nutrición:

Calorías: 100

Carbohidratos: 12g

Grasa: 4g

Proteína: 4g

Brochetas de Verduras a la Parrilla

Tiempo de Preparación: 15 minutos

Tiempo de Cocción: 12-15 minutos

Porciones: 6

Ingredientes:

Marinada:

- ½ taza de vinagre balsámico
- 1½ cucharada de tomillo picado
- 1½ cucharada de romero picado
- 3 dientes de ajo, pelados y picados
- Sal marina, al gusto (opcional)
- Pimienta negra recién molida, al gusto

Verduras:

- 2 tazas de tomates cherry
- Se debe sembrar 1 pimiento rojo y cortarlo en trozos de 1 pulgada
- 1 pimiento verde, sin semillas y cortado en trozos de 1 pulgada
- 1 calabaza amarilla mediana, cortada en rodajas de 1 pulgada
- 1 calabacín mediano, cortado en rodajas de 1 pulgada
- 1 cebolla morada mediana sin piel y cortada en trozos grandes

Equipo especial:

- 12 brochetas de bambú, asegúrese de remojarlas en agua durante 30 minutos

Direcciones:

1. Precalienta la parrilla a fuego medio.
2. Para la marinada, revuelva el vinagre balsámico, el tomillo, el romero, el ajo, la sal (si lo desea) y la pimienta en un tazón pequeño. Ensarte las verduras en las brochetas, alternando entre verduras de diferentes colores.
3. Ase las verduras durante 12 a 15 minutos hasta que se ablanden y se quemen ligeramente, unte las verduras con la marinada y voltee las brochetas cada 4 a 5 minutos. Retirar de la parrilla y servir caliente.

Nutrición:

Calorías: 98

Grasa: 0.7g

Carbohidratos: 19.2g

Proteína: 3.8g

Filetes de coliflor a la parrilla

Tiempo de Preparación: 10 minutos

Tiempo de Cocción: 57 minutos

Porciones: 4

Ingredientes:

- 2 coliflores medianas
- 2 chalotas medianas, peladas y picadas
- Agua, según sea necesario
- 1 diente de ajo, pelado y picado
- ½ cucharadita de hinojo molido
- ½ cucharadita de salvia picada
- ½ cucharadita de hojuelas de pimiento rojo triturado
- ½ taza de lentejas verdes, enjuagadas
- 2 tazas de caldo de verduras bajo en sodio
- Sal, al gusto (opcional)
- Pimienta negra recién molida, al gusto
- Perejil picado, para decorar

Direcciones:

1. En una superficie de trabajo plana, corte cada una de las cabezas de coliflor por la mitad a través del tallo, luego recorte cada mitad para obtener un bistec de 1 pulgada de grosor. Coloca cada pieza en una bandeja para hornear y reserva. Puede reservar los floretes de coliflor adicionales para otros usos.

2. Saltee las chalotas en una cacerola mediana a fuego medio durante 10 minutos, revolviendo ocasionalmente. Agregue agua, de 1 a 3 cucharadas a la vez, para evitar que las chalotas se peguen.

3. Agregue el ajo, el hinojo, la salvia, las hojuelas de pimiento rojo y las lentejas y cocine por 3 minutos. Vierta en el caldo de verduras y deje hervir a fuego alto. Reduzca el fuego a medio, cubra y cocine de 45 a 50 minutos, o hasta que las lentejas estén muy suaves, agregando más agua según sea necesario.

4. Con una licuadora de inmersión, haga puré la mezcla hasta que quede suave. Espolvoree con sal (si lo desea) y pimienta. Mantener caliente y reservar.

5. Precaliente la parrilla a fuego medio. Ase los filetes de coliflor durante unos 7 minutos por lado hasta que se doren uniformemente. Transfiera los filetes de coliflor a un plato y vierta el puré sobre ellos. Sirve adornado con perejil.

Nutrición:

Calorías: 105

Grasa: 1.1g

Carbohidratos: 18.3g

Proteína: 5.4g

Picadillo de Vegetales con Frijoles Blancos

Tiempo de Preparación: 15 minutos

Tiempo de Cocción: 23 minutos

Porciones: 4

Ingredientes:

- 1 puerro (solo la parte blanca), finamente picado
- 1 pimiento rojo, sin semillas y cortado en cubitos
- Agua, según sea necesario
- 2 cucharaditas de romero picado
- 3 dientes de ajo, pelados y picados
- 1 camote mediano, pelado y cortado en cubitos
- 1 nabo grande, pelado y cortado en cubitos
- 2 tazas de frijoles blancos cocidos
- Ralladura y jugo de 1 naranja
- 1 taza de col rizada picada
- Sal, al gusto (opcional)
- Pimienta negra recién molida, al gusto

Direcciones:

1. Ponga el puerro y el pimiento rojo en una cacerola grande a fuego medio y saltee durante 8 minutos, revolviendo ocasionalmente. Agregue agua, de 1 a 3 cucharadas a la vez, para evitar que se peguen al fondo de la sartén.

2. Agregue el romero y el ajo y saltee durante 1 minuto más. Agregue la batata, el nabo, los frijoles y el jugo y la ralladura de naranja, y revuelva bien; caliente hasta que las verduras se ablanden.
3. Agregue la col rizada y espolvoree con sal (si lo desea) y pimienta. Cocine durante unos 5 minutos o más hasta que la col rizada se ablande. Sirve en un plato.

Nutrición:

Calorías: 245

Grasa: 0.6g

Carbohidratos: 48.0g

Proteína: 11.9g

Tagliatelle Verde con Gremolata de Pistacho

Tiempo de Preparación: 10 minutos

Tiempo de Cocción: 30 minutos

Porciones: 2

Ingredientes:

- 1 jugo de naranja orgánico
- 1 cucharada de pistacho tostado, picado
- ajo picado
- 0.5 cucharada de hojas de tomillo, picadas
- 1 cucharada de perejil picado
- Pimienta recién molida
- 50 g de pasta de soja verde
- Sal
- 10 g de pimiento verde, cortado a la mitad a lo largo, sin corazón
- Tercera cebolleta, en aros
- 1 cucharada de aceite de oliva
- 1 tomate, picado
- 1 cucharada de vinagre balsámico, blanco
- 1 cucharada de salsa de chile dulce y picante

Direcciones:

1. Para la gremolata de pistacho, enjuague la naranja caliente, seque y ralle 1 cucharada de cáscara de naranja. Mezclar con los

pistachos, el ajo, el tomillo y el perejil. Sazone la gremolata vigorosamente con pimienta. Exprime la naranja hasta convertirla en jugo y reserva.

2. Cuece los fideos en agua con sal, sofríe las cebollas y los pimientos verdes en aceite de oliva. Agregue los tomates y derrita brevemente.

3. Poner sal y pimienta, luego jugo de naranja y vinagre, y hervir. Escurrir los fideos, mezclar con los pimientos y la salsa de ají y servir con la gremolata.

Nutrición:

Calorías: 214

Proteína: 7.13g

Grasa: 9.19g

Carbohidratos: 31.21g

Ensalada de Calabacín y Frijoles con Flan de Espinacas

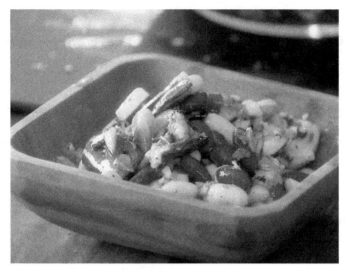

Tiempo de Preparación: 10 minutos

Tiempo de Cocción: 35 minutos

Porciones: 3

Ingredientes:

- Flanes de espinacas cocidas
- 150 g de legumbres
- 150 g de calabacín, en tiras finas
- Sal
- 6 cucharadas de jugo de limón
- 1 cucharada de vinagre balsámico
- 1 diente de ajo picado
- 1 cucharada de miel de acacia líquida
- Pimienta recién molida

- 2 cucharadas de aceite de oliva

- 2 cucharaditas de aceite de linaza

- 1 cebolla morada, en aros finos

- 2 ramas de apio, en rodajas finas

- 1 puñado de hojas frescas de menta

Direcciones:

1. Preparar las legumbres congeladas, escurrir y dejar enfriar. Sal un poco las tiras de calabacín. Mezcle el jugo de limón, el vinagre, el ajo, la miel y la pimienta. Incorporar el aceite de oliva y el aceite de linaza con un tenedor.

2. Mezcle la mezcla de legumbres, la cebolla, el apio, el calabacín con el líquido, la menta y la vinagreta y acomódelos con ambas espinacas en platos hondos o tazones.

Nutrición:

Calorías: 276

Proteína: 15.83g

Grasa: 14.34g

Carbohidratos: 31.06g

Tazón de papaya

Tiempo de Preparación: 0 minutos

Tiempo de Cocción: 15 minutos

Porciones: 2

Ingredientes:

- 40 g de lechuga iceberg, cortada
- 140 g de papaya, pulpa de papaya, en rodajas
- 1 cucharada de semillas de papaya
- 50 g de pepino en rodajas
- ½ pimientos rojos, finamente cortados
- 2 cucharadas de jugo de limón
- 1 cucharadita de aceite de camelina
- Pimienta recién molida
- Sal
- 40 g de pan

Direcciones:

1. Llene lechuga iceberg, papaya, semillas de papaya, pepino y pimiento morrón en una caja de almacenamiento o lonchera.
2. Mezcle jugo de limón, aceite de camelina, pimienta, sal y 1-2 cucharaditas de agua y rocíe las verduras. Cierra la lata. Empaque las tiras de pan por separado.

Nutrición:

Calorías: 646

Proteína: 30.46g

Grasa: 10.45g

Carbohidratos: 114.11g

Muesli Picante con Queso de Oveja

Tiempo de Preparación: 10 minutos

Tiempo de Cocción: 10 minutos

Porciones: 2

Ingredientes:

- 150 g de kéfir
- 1 cucharadita de pasta de tomate
- 1 cucharada de miel de acacia o miel de romero
- 1 cucharadita de salsa de soja
- Pimienta de cayena
- 50 g de queso de oveja
- Pepino, en cubos
- 1 kiwi, kiwi dorado, en rodajas
- 3 cucharadas de muesli

Direcciones:

1. Mezcle el kéfir, la pasta de tomate, la miel y la salsa de soja y sazone con pimienta de cayena. Queso de oveja desmenuzado. Poner kéfir, pepino, kiwi y queso de oveja en un recipiente de transporte y espolvorear con muesli.

Nutrición:

Calorías: 487

Proteína: 39.81g

Grasa: 7.61g Carbohidratos: 138.19g

Sándwich Pumpernickel

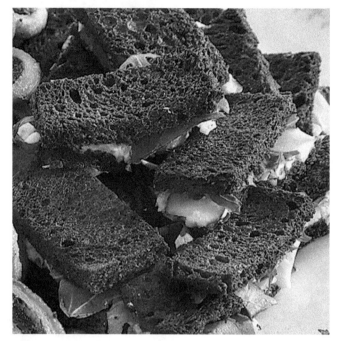

Tiempo de Preparación: 10 minutos

Tiempo de Cocción: 10 minutos

Porciones: 2

Ingredientes:

- 60 g de queso de leche agria

- Pimienta recién molida

- 2 rodajas de centeno centeno (80 g)

- 1 cucharada de pasta de tomate

- 40 g de rúcula

- 2 pepinillos en escabeche (en rodajas)

- 1 manzana (la mitad en rodajas finas, la mitad entera)

- 1 cucharadita de jugo de limón

- 1 cucharadita de mostaza (dulce)

Direcciones:

1. Cortar el queso en cuatro trozos y pimienta. Unte una pasta de tomate sobre la rebanada de pan y cubra con rúcula, queso y pepinos encurtidos.
2. Rocíe rodajas de limón y toda la mitad de la superficie cortada con jugo de limón. Extienda las rodajas sobre los pepinos. Unte la otra rebanada de pan con mostaza y cubra las rebanadas de manzana. Sirva.

Nutrición:

Calorías: 270

Proteína: 36.76g

Grasa: 10.12g

Carbohidratos: 10.47g

Gachas de Avellana con Pera

Tiempo de Preparación: 10 minutos

Tiempo de Cocción: 5 minutos

Porciones: 2

Ingredientes:

- 1 cucharadita de aceite de camelina
- 1 cucharada de sirope de arce
- 2 cuchillos sp. cardamomo (molido)
- 3 cucharadas de jugo de naranja
- 3 cucharadas de avena
- Sal
- 1 cucharada de linaza
- 150 g de pera (en columnas)
- 3 cucharadas de hojas de avellana (tostadas)
- 1 maracuyá (maracuyá)

Direcciones:

1. Mezcle el aceite de camelina, el Sirope de arce, el cardamomo y el jugo de naranja. Hervir 150 ml de agua. Agregue la avena, una pizca de sal y la linaza y cocine todo con un batidor de varillas durante 2-3 minutos. Acomodar papilla con peras, avellanas, las jugosas semillas de maracuyá y almíbar de naranja.

Nutrición:

Calorías: 356

Proteína: 15.46g

Grasa: 18.45g

Carbohidratos: 74.11g

Gachas de avena con piña

Tiempo de Preparación:10 minutos

Tiempo de Cocción: 10 minutos

Porciones: 2

Ingredientes:

- 70 ml de leche de avena
- 2 pizcas de cúrcuma (molida)
- 2 pizcas de cilantro (molido)
- 40 g de mijo (gachas de mijo y alforfón o avena)
- 100 g de piña (en cubitos)
- 1 cucharadita de aceite de colza
- 50 g de arándanos congelados
- 1 cucharadita de sirope de jengibre
- 2 cucharadas de nueces (picadas)

Direcciones:

1. Hierva 50 ml de agua, avena, especias y la mezcla de mijo y trigo sarraceno de acuerdo con las instrucciones del paquete.
2. Ase los cubos de piña en aceite de colza. Agregue los arándanos, el Sirope de jengibre, las nueces, acomode la papilla con las frutas.

Nutrición:

Calorías: 138

Proteína: 3.79g

Grasa: 13.77

Carbohidratos: 1.85g

Cuajada de Linaza con Manzana y Pepino

Tiempo de Preparación: 10 minutos

Tiempo de Cocción: 0 minutos

Porciones: 4

Ingredientes:

- 150 g de cuajada de hierbas
- 150 g de queso crema
- 1 cucharada de aceite de linaza
- 3 cucharadas de jugo de limón
- 2 cucharadas de linaza triturada
- Sal sazonada
- Pimienta recién molida
- 3 cucharadas de cebolletas, panecillos, frescos o congelados
- 1 manzana
- 1 mini pepino
- Linaza
- Cebolletas (para espolvorear)

Direcciones:

1. Mezcle la cuajada de hierbas, el aceite de linaza, el jugo de limón, la linaza, el queso crema y sazone con sal y pimienta. Agrega las cebolletas.
2. Enjuague la manzana y el pepino calientes y séquelos rallando. Cortar la manzana en cuartos, quitarle el corazón y cortarla en

rodajas gruesas, el pepino en palitos largos. Coloca el quark, la manzana y el pepino y espolvorea con semillas de lino y cebollino.

Nutrición:

Calorías: 100

Proteína: 1.89g

Grasa: 5.8g

Carbohidratos: 12.45g

Pan Cubierto con Crema de Huevo y Mostaza

Tiempo de Preparación: 10 minutos

Tiempo de Cocción: 15 minutos

Porciones: 2

Ingredientes:

- 1 cucharada de mostaza dulce
- 2 cucharaditas de mostaza picante
- 2 cucharadas de jugo de naranja
- 2 el requesón bajo en grasa
- 1 cucharadita de queso quark
- 1 cucharada de cebollino, panecillos, fresco o congelado
- Pimienta recién molida
- Sal
- 1 rebanada de pan
- ½ puñado de lechuga
- 40 g de cebolla en escabeche, en rodajas
- 1 huevo orgánico, hervido

Direcciones:

1. Mezcle mostaza, jugo de naranja, 2 cucharadas de requesón y cebollino y sazone la crema con pimienta y sal.
2. Unte 1 cucharadita de requesón sobre la rebanada de pan, agregue la ensalada en un plato y las cebollas. Vierta una

cucharada de crema de mostaza encima, coloque el resto de la crema y el huevo partido por la mitad.

Nutrición:

Calorías: 198

Proteína: 5.33g

Grasa: 13.51g

Carbohidratos: 11.82g

Capítulo 1. Lados

Judías Verdes con Nueces

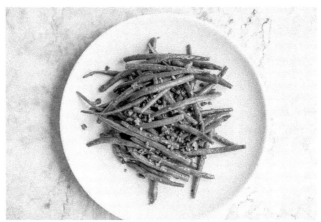

Tiempo de Preparación: 10 minutos

Tiempo de Cocción: 5 minutos

Porciones: 2

Ingredientes:

- 2 cucharadas. cada uno de mantequilla de maní en trozos
- 2 cucharadas de jerez
- 2 cucharaditas de salsa de ostras
- 1 diente de ajo picado
- ½ cucharadita de raíz de jengibre pelada picada
- 2 tazas de judías verdes estilo francés congeladas cocidas (calientes)

Direcciones:

1. En una cacerola pequeña, combine la mantequilla de maní, el jerez, la salsa de ostras, el ajo y el jengibre; llevar a hervir.

Reduzca el fuego y deje hervir a fuego lento, revolviendo continuamente hasta que la mezcla esté cremosa, aproximadamente 1 minuto. Vierta la mezcla de mantequilla de maní sobre las judías verdes calientes y sirva inmediatamente.

Nutrición:

Calorías: 157

Grasa: 8g

Carbohidratos: 3g

Proteína: 7g

Vegetal-Requesón

Tiempo de Preparación: 10 minutos

Tiempo de Cocción: 0 minutos

Porciones: 1

Ingredientes:

- 6 tomates cherry
- ½ taza de requesón
- 2 cucharadas de cebollín picado (cebolla verde)
- 2 aceitunas verdes rellenas de pimiento, en rodajas
- 1 cucharada de perejil fresco picado (opcional)
- Hojas de lechuga

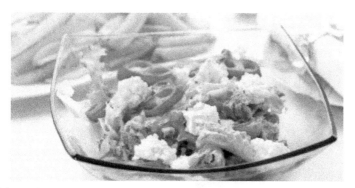

Direcciones:

1. Corte cinco tomates en cuartos; reserva el tomate restante para decorar. Mezclar todo el fijador excepto la lechuga en un bol pequeño y decorar; mezclar bien. Cubra un plato de ensalada con hojas de lechuga, cubra con la mezcla de queso y decore con un tomate cherry reservado.

Nutrición:

Calorías: 187

Grasa: 8g

Carbohidratos: 9g

Proteína: 20g

Espárragos a la Plancha con Vinagreta de Alcaparras

Tiempo de Preparación: 10 minutos

Tiempo de Cocción: 5 minutos

Porciones: 6

Ingredientes:

- 780 g de espárragos cortados
- 2 cucharaditas de alcaparras, picadas en trozos grandes
- 1 cucharada de vinagre de vino tinto
- 1 diente de ajo picado
- 3 cucharadas de aceite de oliva virgen extra
- ¼ de taza de hojas pequeñas de albahaca
- ½ cucharadita de mostaza de Dijon
- Spray para cocinar
- ½ cucharadita de sal kosher, cantidad dividida
- ¼ de cucharadita de pimienta negra molida

Direcciones:

1. Precaliente la parrilla a fuego medio-alto. Coloque los espárragos en un plato poco profundo. Agregue 1 cucharada de aceite y ¼ de cucharadita y sal, mezclando bien para cubrir.

Coloque los espárragos en una rejilla para asar cubiertos con aceite en aerosol.

2. Ase 4 minutos o hasta que estén tiernos y crujientes, volteando después de 2 minutos. Combine la ¼ de cucharadita restante: sal, vinagre, mostaza y ajo.

3. Revuelva con un batidor. Vierta lentamente las 2 cucharadas restantes de aceite en la mezcla de vinagre, revolviendo continuamente con un batidor. Agrega las alcaparras. Coloque los espárragos en una fuente para servir. Rocíe con la vinagreta y espolvoree con albahaca.

Nutrición:

Calorías: 89

Grasa: 6.9g

Carbohidratos: 4.7g

Proteína: 2.8g

Espárragos con queso

Aguacate Relleno

Tiempo de Preparación: 10 minutos

Tiempo de Cocción: 0 minutos

Porciones: 2

Ingredientes:

- 2 cucharadas de mayonesa light
- 1 cucharadita de cebollino fresco picado
- ¼ de taza de pepino pelado y cortado en cubitos
- 2 cucharaditas de sriracha, y más para rociar
- 1 aguacate pequeño (sin hueso y pelado)
- ½ cucharadita de furikake
- 2 cucharaditas de salsa de soja sin gluten

Direcciones:

1. Mezcle la mayonesa, la sriracha y las cebolletas en un tazón mediano. Agregue el pepino, más cebollino y revuelva suavemente. Corta el aguacate, quita el hueso y pela la piel o saca el aguacate con una cuchara. Rellena las mitades de aguacate por igual con ensalada de cangrejo. Cubra con furikake y rocíe con salsa de soja.

Nutrición:

Calorías: 194

Grasa: 13g

Carbohidratos: 7g

Proteína: 12g

Kale Sauté

Tiempo de Preparación: 10 minutos

Tiempo de Cocción: 15 minutos

Porciones: 2

Ingredientes:

- 1 cebolla morada picada
- 3 cucharadas de aminoácidos de coco
- 2 cucharadas de aceite de oliva
- 455 g de col rizada desgarrada
- 1 cucharada de cilantro picado
- 1 cucharada de jugo de lima
- 2 dientes de ajo picados

Direcciones:

1. Calentar una sartén con el aceite de oliva a fuego medio, agregar la cebolla y el ajo y sofreír por 5 minutos. Agrega la col rizada y los demás ingredientes, revuelve, cocina a fuego medio durante 10 minutos, divide en platos y sirve.

Nutrición:

Calorías: 200

Grasa: 7.1g

Carbohidratos: 6.4g Proteína: 6g

Hummus de ajo

Tiempo de Preparación: 5 minutos

Tiempo de Cocción: 10 minutos

Porciones: 4

Ingredientes:

- 3 cucharadas de jugo de limón recién exprimido
- Condimento sin sal para todo uso
- 3 cucharadas de tahini de sésamo
- 4 dientes de ajo
- 425 g de garbanzos sin sal, enjuagados y escurridos
- 2 cucharadas de aceite de oliva

Direcciones:

1. Coloque toda la fijación en un procesador de alimentos, luego presione hasta que quede suave. Servir inmediatamente.

Nutrición:

Calorías: 103

Grasa: 5g

Carbohidratos: 11g

Proteína: 4g

Zanahorias de salvia

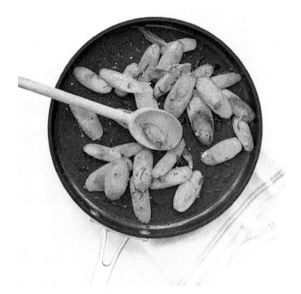

Tiempo de Preparación: 10 minutos

Tiempo de Cocción: 30 minutos

Porciones: 2

Ingredientes:

- 2 cucharaditas de pimentón dulce

- 1 cucharada de salvia picada

- 2 cucharadas de aceite de oliva

- 455 g de zanahorias peladas y cortadas en cubos

- ¼ de cucharadita de pimienta negra

- 1 cebolla morada picada

Direcciones:

1. En una bandeja para hornear, combine las zanahorias con el aceite y los otros ingredientes, mezcle y hornee a 380°F durante 30 minutos. Dividir en platos y servir.

Nutrición:

Calorías: 200

Grasa: 8.7g

Carbohidratos: 7.9g

Proteína: 4g

Judías verdes al pesto

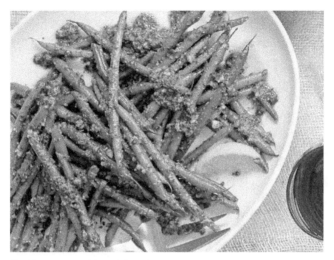

Tiempo de Preparación: 10 minutos

Tiempo de Cocción: 15 minutos

Porciones: 2

Ingredientes:

- 2 cucharadas de aceite de oliva
- 2 cucharaditas de pimentón dulce
- Jugo de 1 limón
- 2 cucharadas de pesto de albahaca
- 455 g de ejotes cortados y cortados por la mitad
- ¼ de cucharadita de pimienta negra
- 1 cebolla morada en rodajas

Direcciones:

1. Calentar una sartén con el aceite a fuego medio-alto; agregue la cebolla, revuelva y saltee durante 5 minutos. Agrega los frijoles y el resto de los ingredientes, revuelve, cocina a fuego medio por 10 minutos, divide en platos y sirve.

Nutrición:

Calorías: 280

Grasa: 10g

Carbohidratos: 13.9g

Proteína: 4.7g

Tomates Menta y Maíz

Tiempo de Preparación: 10 minutos

Tiempo de Cocción: 65 minutos

Porciones: 2

Ingredientes:

- 2 tazas de maíz
- 1 cucharada de vinagre de romero
- 2 cucharadas de menta picada
- 455 g de tomates en rodajas
- ¼ de cucharadita de pimienta negra
- 2 cucharadas de aceite de oliva

Direcciones:

1. En una ensaladera, combine los tomates con el elote y los demás ingredientes, mezcle y sirva. ¡Disfrutar!

Nutrición:

Calorías: 230

Grasa: 7.2g

Carbohidratos: 11.6g

Proteína: 4g

Remolacha Asada

Tiempo de Preparación: 10 minutos

Tiempo de Cocción: 30 minutos

Porciones: 2

Ingredientes:

- 2 dientes de ajo picados
- ¼ de cucharadita de pimienta negra
- 4 remolachas peladas y en rodajas
- ¼ de taza de nueces picadas
- 2 cucharadas de aceite de oliva
- ¼ de taza de perejil picado

Direcciones:

1. Mezcle las remolachas con el aceite y los otros ingredientes en una fuente para hornear, mezcle para cubrir, ponga en el horno a 420°F y hornee por 30 minutos. Dividir en platos y servir.

Nutrición:

Calorías: 156

Grasa: 11.8g

Carbohidratos: 11.5g

Proteína: 3.8g

Rosemary Endives

Tiempo de Preparación: 10 minutos

Tiempo de Cocción: 20 minutos

Porciones: 2

Ingredientes:

- 2 cucharadas de aceite de oliva
- 1 cucharadita de romero seco
- 2 endivias a la mitad
- ¼ de cucharadita de pimienta negra
- ½ cucharadita de cúrcuma en polvo

Direcciones:

1. En un molde para hornear, combine las endivias con el aceite y los demás ingredientes, mezcle suavemente, introduzca en el horno y hornee a 400°F por 20 minutos. Dividir en platos y servir.

Nutrición:

Calorías: 66

Grasa: 7.1g

Carbohidratos: 1.2g

Proteína: 0.3g

Setas de Hongos

Tiempo de Preparación: 10 minutos

Tiempo de Cocción: 30 minutos

Porciones: 2

Ingredientes:

- 1 cucharada de tomillo picado
- 2 cucharadas de aceite de oliva
- 2 cucharadas de perejil picado
- 4 dientes de ajo picados
- Sal y pimienta negra al gusto
- 900 g de champiñones blancos cortados a la mitad

Direcciones:

1. En un molde para hornear, combine los champiñones con el ajo y los demás ingredientes, mezcle, introduzca en el horno y cocine a 400°F por 30 minutos. Dividir en platos y servir.

Nutrición:

Calorías: 251

Grasa: 9.3g

Carbohidratos: 13.2g

Proteína: 6g

Mezcla de Manzanas y Repollo

Tiempo de Preparación: 10 minutos

Tiempo de Cocción:

Porciones: 4

Ingredientes:

- 2 manzanas verdes sin corazón y en cubos
- 2 cucharadas de vinagre balsámico
- ½ cucharadita de semillas de alcaravea
- 2 cucharadas de aceite de oliva
- Pimienta negra
- 1 repollo morado rallado

Direcciones:

1. Mezclar el repollo con las manzanas y los demás ingredientes en un bol, mezclar y servir.

Nutrición:

Calorías: 165

Grasa: 7.4g

Carbohidratos: 26g

Proteína: 2.6g

Pilaf de Zanahoria, Tomate y Rúcula, Quinua

Tiempo de Preparación: 10 minutos

Tiempo de Cocción: 22 minutos

Porciones: 4

Ingredientes:

- 2 cucharaditas de aceite de oliva virgen extra
- ½ cebolla morada picada
- 1 taza de quinua, cruda
- 2 tazas de caldo de verduras o pollo
- 1 cucharadita de apio fresco, picado
- 1 zanahoria picada
- 1 tomate, picado
- 1 taza de rúcula tierna

Direcciones:

1. Caliente el aceite de oliva en una cacerola a fuego medio y agregue la cebolla morada. Cocine y revuelva hasta que esté transparente, aproximadamente 5 minutos.
2. Baje el fuego, agregue la quinua y tueste, revolviendo continuamente, durante 2 minutos. Agregue el caldo, la pimienta negra y el tomillo.
3. Suba el fuego a alto y déjelo hervir. Cubra, ajuste a bajo y cocine a fuego lento durante 5 minutos. Agregue las zanahorias,

cubra y cocine a fuego lento hasta que se absorba toda el agua durante unos 10 minutos más.

4. Apague el fuego, agregue los tomates, la rúcula y el apio y deje reposar durante 5 minutos. Añadir sal y pimienta al gusto.

Nutrición:

Calorías: 165

Grasa: 4g

Carbohidratos: 27g

Proteína: 6g

Hornear nuez de col rizada

Tiempo de Preparación: 10 minutos

Tiempo de Cocción: 30 minutos

Porciones: 4

Ingredientes:

- 1 cebolla morada mediana, finamente picada
- ¼ de taza de aceite de oliva extra virgen
- 2 tazas de col rizada tierna
- ½ taza de crema media y media
- ½ taza de nueces, picadas en trozos grandes
- 1/3 taza de pan rallado seco
- ½ cucharadita de nuez moscada molida
- Sal y pimienta para probar
- ¼ de taza de pan rallado seco
- 2 cucharadas de aceite de oliva virgen extra

Direcciones:

1. Caliente el horno a 350°F. En una sartén, sofría la cebolla en aceite de oliva hasta que esté tierna. En un tazón grande, combine la cebolla cocida, la col rizada, la crema, las nueces, el pan rallado, la nuez moscada, la sal y la pimienta al gusto, mezclando bien.
2. Transfiera a una fuente para hornear engrasada de 1 ½ cuarto de galón. Combine los ingredientes de la cobertura y espolvoree

sobre la mezcla de col rizada. Hornee, sin tapar, dentro de los 30 minutos o hasta que esté ligeramente dorado.

Nutrición:

Calorías: 555

Grasa: 31g

Carbohidratos: 65g

Proteína: 26g

Rúcula con Manzanas y Piñones

Tiempo de Preparación: 10 minutos

Tiempo de Cocción: 8 minutos

Porciones: 4

Ingredientes:

- 2 cucharadas de aceite de oliva virgen extra
- 2 dientes de ajo, rebanados
- 2 cucharadas de piñones
- 1 manzana, pelada, sin corazón y picada
- 285 g de Rúcula
- Sal y pimienta para probar

Direcciones:

1. Caliente el aceite de oliva en una sartén grande o wok a fuego lento. Pon el ajo, los piñones y la manzana. Cocine dentro de 3 a 5 minutos.

2. Ajuste el fuego a medio y agregue la rúcula. Revuelva y cocine otros 2 a 3 minutos; sazone con sal y pimienta al gusto.

Nutrición:

Calorías: 121

Grasa: 9g

Carbohidratos: 8g

Proteína: 3g

Cazuela de Judías Verdes con Col Rizada

Tiempo de Preparación: 5 minutos

Tiempo de Cocción: 40 minutos

Porciones: 4

Ingredientes:

- 1½ taza de leche
- 1 taza de crema agria
- 1 taza de champiñones picados
- 2 tazas de ejotes, picados
- 2 tazas de col rizada picada
- ¼ de taza de alcaparras, escurridas
- ¼ de taza de nueces, trituradas

Direcciones:

1. Caliente el horno a 375°F y engrase ligeramente una cacerola. Batir la leche y la crema agria en un tazón grande.
2. Agregue los champiñones, las judías verdes, la col rizada y las alcaparras. Vierta en la cazuela y cubra con las nueces trituradas. Hornee sin tapar en el horno precalentado hasta que burbujee y se dore por encima, aproximadamente 40 minutos.

Nutrición:

Calorías: 130

Grasa: 6g

Carbohidratos: 14g Proteína: 2g

Arroz con Limón y Rúcula

Tiempo de Preparación: 10 minutos

Tiempo de Cocción: 35 minutos

Porciones: 4

Ingredientes:

- 1 cebolla morada pequeña, picada
- 1 taza de champiñones frescos, en rodajas
- 2 dientes de ajo, picados
- 1 cucharada de aceite de oliva extra virgen
- 3 tazas de arroz de grano largo al vapor
- 285 g de rúcula fresca
- 3 cucharadas de jugo de limón
- ¼ de cucharadita de eneldo
- Sal y pimienta para probar
- 1/3 taza de queso feta, desmenuzado

Direcciones:

1. Precaliente un horno a 350°F. En una sartén, sofría la cebolla, los champiñones y el ajo en aceite hasta que estén tiernos. Agregue el arroz, la rúcula, el jugo de limón, el eneldo y sal y pimienta al gusto.

2. Reserve 1 cucharada de queso y revuelva el resto en la sartén; mezclar bien. Transfiera a un 8 pulg. fuente para hornear cuadrada cubierta con aceite en aerosol antiadherente. Espolvorea con el queso reservado.

3. Cubra y hornee por 25 minutos. Destape y hornee por 5-10 minutos adicionales o hasta que se caliente y el queso se derrita.

Nutrición:

Calorías: 290

Grasa: 6g

Carbohydrate: 55g

Proteína: 13g

Verduras a la parrilla cajún

Tiempo de Preparación: 50 minutos

Tiempo de Cocción: 5 minutos

Porciones: 4

Ingredientes:

- ¼ de taza de aceite de oliva extra virgen
- 1 cucharadita de condimento cajún
- ½ cucharadita de pimienta de cayena
- 1 cucharada de salsa Worcestershire
- 2 calabacines cortados en rodajas de ½ pulgada
- 2 cebollas rojas grandes, cortadas en gajos de ½ "
- 2 calabazas amarillas, cortadas en rodajas de ½ pulgada

Direcciones:

1. Mezcle el aceite de oliva, el condimento cajún, la pimienta de cayena y la salsa Worcestershire en un tazón pequeño. Coloque los calabacines, las cebollas, la calabaza amarilla en un bol y cubra con la mezcla de aceite de oliva. Sal al gusto.
2. Cubra el tazón, luego marine las verduras en el refrigerador durante al menos 30 minutos. Caliente una parrilla al aire libre a fuego alto y engrase ligeramente la rejilla. Coloque los trozos de vegetales marinados en brochetas o directamente sobre la parrilla. Cocine 5 minutos hasta que esté listo.

Nutrición:

Calorías: 95

Grasa: 7g

Carbohidratos: 8g

Proteína: 2g

Papas Moradas con Cebolla, Champiñones y Alcaparras

Tiempo de Preparación: 10 minutos

Tiempo de Cocción: 25 minutos

Porciones: 4

Ingredientes:

- 6 papas moradas, lavadas
- 3 cucharadas de aceite de oliva virgen extra
- 1 cebolla morada grande, picada
- 225 g de champiñones frescos, en rodajas
- Sal y pimienta para probar
- ¼ de cucharadita de hojuelas de ají
- 1 cucharada de alcaparras, escurridas y picadas
- 1 cucharadita de estragón fresco, picado

Direcciones:

1. Corta cada papa en gajos. Caliente su sartén a fuego medio, luego ponga 1 cucharada de aceite de oliva.
2. Cocine la cebolla y los champiñones en 5 minutos.
3. Transfiéralo a un bol y déjelo a un lado. Caliente 2 cucharadas más de aceite de oliva a fuego alto en la misma sartén y agregue las rodajas de papa.
4. Condimente con sal y pimienta y déjela cocer durante 10 minutos.
5. Ajuste el fuego a medio, espolvoree las rodajas de papa con hojuelas de pimiento rojo y deje cocinar dentro de 10 minutos

más. Agregue la mezcla de cebolla y champiñones, mezcle las verduras y mezcle las alcaparras y el estragón fresco.

Nutrición:

Calorías: 215

Grasa: 6g

Carbohidratos: 23g

Proteína: 3g

Vegetariana pimientos rellenos

Tiempo de Preparación: 10 minutos

Tiempo de Cocción: 70 minutos

Porciones: 6

Ingredientes:

- 1½ taza de arroz integral, sin cocinar
- 6 pimientos morrones verdes grandes
- 3 cucharadas de salsa de soja
- 3 cucharadas de vino tinto seco
- 1 cucharadita de salsa Worcestershire vegetariana
- 1½ tazas de tofu extra firme
- ½ taza de arándanos secos endulzados
- ¼ de taza de nueces picadas
- ½ taza de queso parmesano rallado
- Sal y pimienta para probar
- 2 tazas de salsa de tomate
- 2 cucharadas de azúcar morena

Direcciones:

1. Precaliente el horno a 350°F. Hierva 3 tazas de agua en una cacerola, luego mezcle con el arroz. Baje el fuego, cubra y cocine a fuego lento dentro de los 40 minutos. Mientras tanto, el corazón y los pimientos verdes, dejando los fondos intactos.

2. Coloque los pimientos en un plato apto para microondas con aproximadamente ½ "de agua en el fondo. Cocine en el microondas a temperatura alta durante 6 minutos.

3. En una cacerola pequeña, hierva a fuego lento la salsa de soja, el vino y la salsa inglesa. Agregue el tofu y cocine a fuego lento hasta que se absorba el líquido.

4. Combine el arroz, el tofu, los arándanos, las nueces, el queso, la sal y la pimienta en un tazón grande y mezcle bien. Coloque el arroz firmemente en los pimientos.

5. Vuelva a colocar los pimientos en el plato en el que los calentó primero en el microondas y horneó durante 25 a 30 minutos, o hasta que estén ligeramente dorados en la parte superior.

6. Mientras tanto, mezcle la salsa de tomate y el azúcar morena en una cacerola pequeña a fuego lento. Calentar hasta que esté caliente. Sirva los pimientos rellenos con la salsa de tomate sobre cada porción.

Nutrición:

Calorías: 250

Carbohidratos: 22g

Grasa: 10g

Proteína: 17g

Capítulo 2. Ensaladas

Ensalada de Campo Francesa

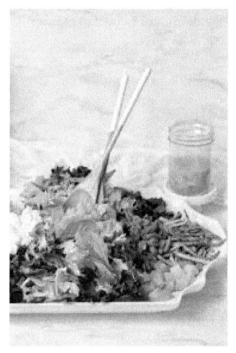

Tiempo de Preparación: 15 minutos

Tiempo de Cocción: 0 minutos

Porciones: 1

Ingredientes:

- 1 ramita de albahaca finamente picada
- 1 ramita de menta finamente picada
- 1 cucharada de aceite de oliva
- 1 cucharadita de mostaza de Dijon
- Jugo de 1 limón

- Sal y pimienta negra recién molida

- Una pizca de azúcar

- 1 cebolla morada

- 1 lata de 400g de frijoles cannellini picados

- 4 tomates, finamente picados

- 1 puñado grande de perejil, picado

- ½ pepino

Direcciones:

1. En un tazón pequeño, agregue la albahaca, la menta picada, el jugo de limón, el aceite de oliva, el azúcar y la mostaza. Agregue sal y pimienta con una especia generosa. Dejar actuar 5 minutos en reposo.
2. En una olla más grande, ponga las cebollas rojas, los frijoles cannellini, el perejil, el pepino y los tomates. Vierta sobre la capa y agite para aplicar. Dejar reposar 5 minutos antes de trabajar.

Nutrición:

Calorías: 275

Carbohidratos: 14g

Grasa: 23g

Proteína: 10g

Ensalada Edamame con Tofu a la Parrilla

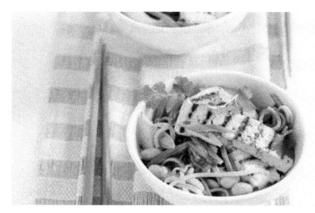

Tiempo de Preparación: 15 minutos

Tiempo de Cocción: 3 minutos

Porciones: 2

Ingredientes:

- 150 g de habas de soja / edamame frescas o congeladas
- 1 chalota, pelada y en rodajas muy finas
- 100 g de brotes de soja
- 200 g de tofu firme, en rodajas gruesas
- 1 cucharadita de aceite de sésamo
- ½ pepino, cortado por la mitad a lo largo, sin semillas con una cucharadita y en rodajas
- Un puñado grande (20 g) de perejil de hoja plana, picado
- pimienta negra recién molida y salada

Para el aderezo:

- 1 cucharada de mirin

- ½ cucharadita de hojuelas de chili
- Ralladura y jugo de ½ naranja
- 1 cucharadita de salsa de soja oscura

Direcciones:

1. Extienda el tofu sobre un plato con papel de cocina. Cubre con papel para la cocina y déjalo a un lado para que se seque.
2. Cocine las habas de soja que han sido congeladas como se indica en el paquete y déjelas enfriar.
3. En un tazón, combine la chalota, el edamame, el brote de frijoles, el apio y el perejil. Combine todos los ingredientes en el aderezo y vierta sobre la ensalada. Revuelva y mezcle suavemente.
4. Ponga la temperatura alta o cocine a la parrilla para calentar. Licúa el tofu por ambos lados con la salsa de soja, sazona adecuadamente con sal y pimienta negra, y ponlo en la bandeja para asar o en el fogón.
5. Cocine cada lado durante 2-3 minutos, volteando con atención con una rodaja de pescado. Divida la ensalada en 2 platos para servir y coloque el tofu encima.

Nutrición:

Calorías: 108

Carbohidratos: 9g

Grasa: 6g

Proteína: 6g

Ensalada de granada, queso feta y nueces

Tiempo de Preparación: 15 minutos

Tiempo de Cocción: 0 minutos

Porciones: 2

Ingredientes:

- 30 g de queso feta, cortado en cubos
- 20 g de semillas de granada
- 75 g de hojas tiernas de espinaca, picadas
- 50 g de lentejas puestas listas para comer o cocidas
- 20 g de nueces cortadas a la mitad

Para el aderezo:

- Una pizca de azúcar
- 1 cucharadita de aceite de oliva
- 1 cucharada de yogur estilo griego
- 1 cucharadita de vinagre de arroz
- Hojas de menta finamente picadas

Direcciones:

1. Mezcle todo el fijador para el revestimiento en una olla pequeña. Coloque las hojas de espinaca y col rizada en una fuente para servir. Cubra con nueces, toronjas y queso feta. Rocíe encima del aderezo y beba.

Nutrición:

Calorías: 140

Carbohidratos: 6g

Grasa: 12g

Proteína: 0g

Ensalada Niçoise

Tiempo de Preparación: 15 minutos

Tiempo de Cocción: 30 minutos

Porciones: 3

Ingredientes:

- 50 g de habas de soja / edamame frescas o congeladas
- 2 huevos grandes
- 250 g de patatas nuevas, cortadas en cuartos
- Pedazo de 10 cm (150 g) de pepino, cortado por la mitad a lo largo y en rodajas
- Tomates grandes, picados
- 50 g de aceitunas negras de buena calidad sin hueso
- 1 cucharada de alcaparras, enjuagadas y escurridas
- ½ pimiento rojo, en rodajas finas

Para el aderezo:

- Sal y pimienta negra recién molida
- 2 cucharadas de aceite de oliva virgen extra
- 3-4 hojas de albahaca
- 1 cucharadita de vinagre de vino tinto
- 1 diente de ajo pelado

Direcciones:

1. Cocine al vapor las patatas nuevas, hasta que estén tiernas, durante 15 a 20 minutos. Agregue los últimos 4 minutos de

habas de soja si están congeladas o el último minuto si están frescas. Dejar enfriar.

2. Pellizca los huevos y ponlos en una cacerola con agua hirviendo. Hervir durante 9 minutos. Borrar y colocar unos minutos antes de pelar y cortar en cuartos en una olla con agua fría.

3. Use una licuadora de alimentos, un molinillo de café y un mortero para moler el ajo, la sal y las hojas de albahaca y la pimienta para hacer el aderezo. Agrega el vinagre y el aceite de oliva.

4. Ponga el pepino, el tomate, el pimiento rojo, las alcaparras, las aceitunas y el perejil con las habas de soja y las patatas en un bol grande.

5. Combine ligeramente, agregue el aderezo y luego mezcle nuevamente. Poco antes de comer, coloque los huevos en cuartos encima.

Nutrición:

Calorías: 177

Carbohidratos: 11g

Grasa: 5g

Proteína: 21g

Ensalada Verde LA

Tiempo de Preparación: 15 minutos

Tiempo de Cocción: 5 minutos

Porciones: 2

Ingredientes:

- 50 g de hojas de espinaca
- 100 g de floretes de brócoli pequeños
- 100 g de espárragos cortados
- 50 g de hojas de berro
- ½ aguacate maduro, deshuesado, pelado y cortado en trozos grandes
- 20 g de semillas de granada
- 200 g de lentejas puy listas para comer o cocidas

Para el aderezo:

- ¼ de cucharadita de comino molido
- cucharadita de aceite de oliva virgen extra
- Ralladura y jugo de 1 limón (lavado con agua caliente y jabón para quitar la cera primero)
- 2 cucharadas de yogur natural
- ¼ de cucharadita de cúrcuma molida

Direcciones:

1. Cocine al vapor el brócoli en una cacerola con agua caliente durante unos 5 minutos o hasta que esté tierno. Durante los

últimos 2 a 4 minutos, agregue los espárragos (2 minutos para 'al dente'). Dejar enfriar.

2. Combine aceite de oliva, comino, ralladura de limón, cúrcuma y jugo con yogur natural en un tazón pequeño para hacer el aderezo.

3. Ponga los berros y las hojas de espinaca junto con los espárragos, el brócoli, las lentejas y el aguacate. Agregue el aderezo y combine suavemente. Dividir en dos platos para servir y servir con semillas de granada espolvoreadas.

Nutrición:

Calorías: 250

Carbohidratos: 0g

Grasa: 0g

Proteína: 0g

Ensalada de Grosellas Rojas

Tiempo de Preparación: 15 minutos

Tiempo de Cocción: 26 minutos

Porciones: 2

Ingredientes:

- 1 chalota pequeña, pelada y picada finamente
- 100 g de grosellas rojas, congeladas y luego completamente descongeladas
- 100 g de floretes de brócoli pequeños
- 100 g de berros
- 100 g de hojas tiernas de espinaca

Para el aderezo:

- ½ cucharadita de mostaza inglesa 1 cucharadita de miel clara
- 1 cucharada de aceite de oliva
- Sal y pimienta negra recién molida
- 1 cucharadita de vinagre de sidra

Direcciones:

1. Cocine el brócoli al vapor durante 5 a 6 minutos en una cacerola con agua hirviendo y déjelo enfriar a un lado. Tamaño de una sartén a fuego medio e introducir la chalota.
2. Cocine, revolviendo regularmente, durante 15 a 20 minutos. Apagar el fuego y añadir las grosellas. Retirar bien y dejar reposar 5 minutos en la sartén.

3. Combine el aceite de oliva, la miel, la mostaza, la sal, el vinagre y la pimienta en un tazón pequeño para hacer un aderezo.

4. Coloque las hojas de brócoli, espinacas y berros en una taza ancha. Traiga la mitad del aderezo. Coloque una ensalada en dos platos y llueva sobre el final del aderezo.

Nutrición:

Calorías: 56

Carbohidratos: 14g

Grasa: 0g

Proteína: 1g

Ensalada de Brie y Uvas con Aderezo de Miel

Tiempo de Preparación: 15 minutos

Tiempo de Cocción: 0 minutos

Porciones: 2

Ingredientes:

- ½ pepino, pelado, cortado por la mitad a lo largo y en rodajas
- 100 g de uvas rojas sin semillas, cortadas a la mitad
- 1 lechuga pequeña, picada
- 30 g de rúcula
- 50 g de queso brie, cortado en trozos grandes
- 20 g de nueces, cortadas a la mitad
- 1 cucharadita de alcaparras, escurridas

Para el aderezo:

- Una pizca de sal
- 1 cucharadita de vinagre de vino tinto
- 2 cucharaditas de aceite de oliva virgen extra
- 1 cucharadita de miel líquida

Direcciones:

1. Poner la lechuga, el pepino, las hojas de rúcula, las uvas y el cebollino y mezclar bien en un bol. Mezclar toda la preparación del aderezo en una olla pequeña, luego derramar sobre la ensalada. Coloque un queso brie y nueces encima y sirva simplemente.

Nutrición:

Calorías: 398

Carbohidratos: 42g

Grasa: 17g

Proteína: 19g

Ensalada de Queso Feta y Col Rizada con Aderezo de

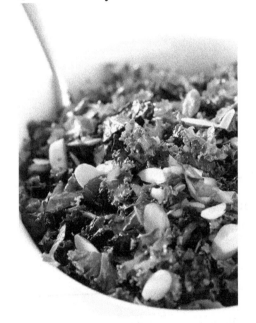

Arándanos

Tiempo de Preparación: 15 minutos

Tiempo de Cocción: 0 minutos

Porciones: 2

Ingredientes:

- 4 dátiles Medjool picados

- 1 manzana en rodajas y sin corazón

- 85 g de queso feta desmenuzado

- 85 g de nueces picadas

- 255 g de col rizada picada

Para el aderezo:

- Sal

- 1 cucharada de vinagre de vino tinto

- 2 cucharaditas de miel

- 3 cucharadas de agua

- 3 cucharadas de aceite de oliva

- ½ cebolla morada picada

- 85 g de Arándanos

Direcciones:

1. Coloque todos los ingredientes que usará para el aderezo en un procesador de alimentos. Mézclalos bien para que quede suave.

2. Tome todos los demás ingredientes que estamos usando para la ensalada y colóquelos en un bol. Vierta el aderezo preparado encima y luego revuelva hasta que esté cubierto. Sirva de inmediato.

Nutrición:

Calorías: 280

Carbohidratos: 25g

Grasa: 18g

Proteína: 7g

Ensalada de Nueces y Achicoria

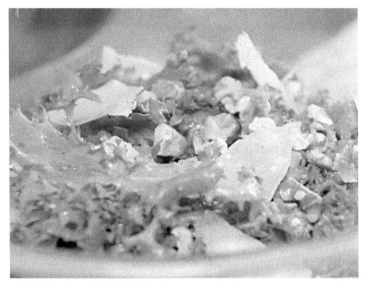

Tiempo de Preparación: 15 minutos

Tiempo de Cocción: 10 minutos

Porciones: 2

Ingredientes:

For the salad:

- 1 cucharada de aceite de oliva
- 2 tomates picados
- 30 g de cacahuetes picados, sin sabor
- 30 g de nueces picadas
- 30 g de nueces de macadamia picadas
- 20 g de apio picado
- 100 g de achicoria roja

- 100 g de judías verdes

Aderezo:

- 30 g de vinagre de vino tinto
- 1 cucharada de aceite de oliva
- ½ cucharadita de mostaza
- ½ cucharadita de cúrcuma
- 2 cucharadas de perejil picado

Direcciones:

1. Toma todos los ingredientes del aderezo y mézclalos. Déjelos a un lado por ahora.
2. Saque su sartén y luego caliente el aceite adentro. Cuando el aceite esté tibio, puede agregar el apio, la achicoria y las judías verdes. Cocine para ablandar estas verduras.
3. Cuando estén suaves, puede mezclar los tomates y dejar cocer unos minutos. Agrega el aderezo preparado y luego cubre todas las verduras que cocinaste. Sirva estos en algunos platos y espolvoree la mezcla de nueces por encima antes de comerlos.

Nutrición:

Calorías: 23

Carbohidratos: 5g

Grasa: 0g

Proteína: 2g

Ensalada de pasta de trigo sarraceno

Tiempo de Preparación: 15 minutos

Tiempo de Cocción: 20 minutos

Porciones: 3

Ingredientes:

- 2 cucharadas de aceite de oliva
- ½ cucharadita de cúrcuma en polvo
- 1 cucharada de puré de tomate
- 5 oz. leche de coco
- 2 cucharadas de mantequilla de maní suave
- 1 chili ojo de pájaro picado
- 1 cebolla morada picada
- 2 dientes de ajo machacados
- 100 g de tomates cherry
- 225 g de judías verdes
- 285 g de pasta de trigo sarraceno

Direcciones:

1. Utilice las instrucciones del paquete para cocinar el trigo sarraceno hasta que esté listo. Manténgalo caliente y déjelo a un lado. Saca una sartén con un poco de aceite adentro. Cuando esté bien calentado hasta que brille, agregue la cebolla y cocine lo suficiente para que se caliente.

2. Cuando las verduras estén calientes, agregue las judías verdes y cocine un poco más. Después de otros tres minutos, agregue los tomates y cocine para que estén suaves y agradables.

3. Mientras se calientan, saque otro tazón y mezcle el chile, el puré de tomate, la cúrcuma, la leche de coco y la mantequilla de maní.

4. Agregue la mezcla de coco y la pasta con sus verduras, y luego revuelva bien. Asegúrese de que todos sus ingredientes estén bien cubiertos. Sirva esto con algunas verduras de hoja verde como ensalada y disfrútelo.

Nutrición:

Calorías: 220

Carbohidratos: 46g

Grasa: 0g

Proteína: 8g

Ensalada de Col con Nueces y Achicoria Roja

Tiempo de Preparación: 15 minutos

Tiempo de Cocción: 0 minutos

Porciones: 3

Ingredientes:

- 2 cucharadas de mayonesa
- 1 cebolla morada picada
- 8 mitades de nueces picadas
- 5 tallos de apio picados
- 100 g de achicoria roja, rallada

Direcciones:

1. Saque un tazón grande. Coloque todos los ingredientes adentro. Combine estos bien. Agregue el tazón a la nevera y déjelo enfriar durante aproximadamente una hora antes de servir.

Nutrición:

Calorías: 385

Carbohidratos: 15g

Grasa: 21g

Proteína: 37g

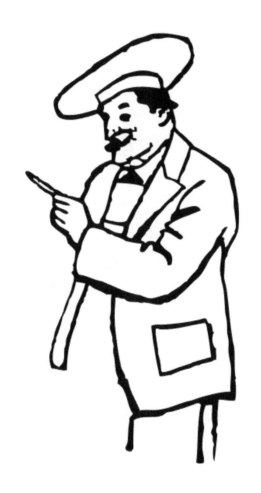

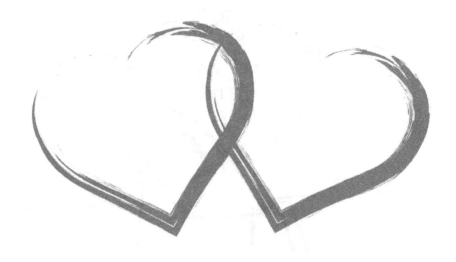

CPSIA information can be obtained
at www.ICGtesting.com
Printed in the USA
BVHW041442250621
610376BV00009B/1989